AF319816

NOUVEAU PROCÉDÉ

POUR GUÉRIR

LES RÉTRÉCISSEMENTS DE L'URÈTHRE

RAPIDEMENT ET SANS AUCUN DANGER

PAR

J. A. FORT

EX-INTERNE DES HOPITAUX DE PARIS,

ANCIEN PROFESSEUR LIBRE D'ANATOMIE A L'ÉCOLE PRATIQUE DE LA FACULTÉ, ETC., ETC.

MÉMOIRE présenté par M. le Professeur RICHET à l'Académie de médecine le 1er Mai 1888.

PARIS

ADRIEN DELAHAYE ET ÉMILE LECROSNIER, ÉDITEURS

PLACE DE L'ÉCOLE-DE-MÉDECINE

--

1888

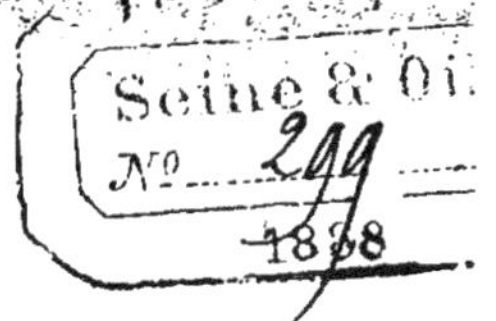

QUELLE EST

LA MEILLEURE MÉTHODE OPÉRATOIRE

APPLICABLE AUX

RÉTRÉCISSEMENTS DE L'URÈTHRE ?

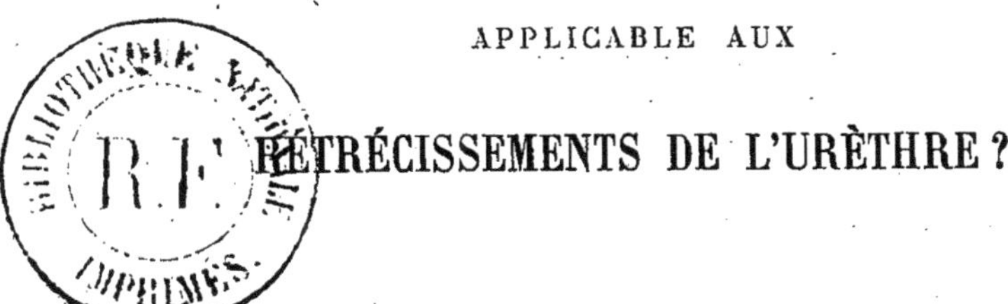

Nous n'envisagerons dans ce travail que les rétrécissements communs, presque toujours blennorrhagiques, ces coarctations du canal de l'urèthre qui font des progrès incessants, amènent une rétention plus ou moins complète de l'urine et réclament finalement une intervention chirurgicale.

Actuellement les rétrécissements sont traités par trois méthodes différentes :

1° La méthode de la *section* intérieure par un uréthrotome ;
2° La méthode de la *dilatation* par des sondes ;
3° La méthode de *l'électrolyse*.

Nous ne parlerons pas de la *divulsion*, qui n'est autre chose qu'une dilatation brusque du rétrécissement accompagné de déchirure.

1

I. — Méthode de la section intérieure par un uréthrotome ou méthode de l'uréthrotomie interne.

Cette méthode est généralement et, on peut le dire, universellement adoptée. Elle consiste à faire la section des rétrécissements avec un instrument appelé *uréthrotome*.

Il existe une grande quantité d'uréthrotomes; tous les chirurgiens qui ont opéré des rétrécissements par cette méthode ont eu leur uréthrotome particulier. On pourrait les compter par douzaines.

En 1855, le Dr Maisonneuve inventa son uréthrotome. Cet instrument fit fureur, et cela se comprend, quand on songe aux incertitudes et aux dangers des instruments usités autrefois.

Son usage se répandit bientôt en France et à l'étranger.

C'est surtout à cause de la facilité de son exécution que l'uréthrotomie a eu un si grand succès. En effet, il suffisait de faire pénétrer l'instrument et d'imprimer à la lame un mouvement de va-et-vient.

Il y a quelques chirurgiens, comme Adolphe Richard (*Chirurgie journalière*) qui ont inconsidérément conseillé de *jouer du violon*, c'est-à-dire d'imprimer plusieurs mouvements consécutifs de va-et-vient comme avec un archet. Combien de malades ont été victimes de ces joueurs de violon! « On poursuit ainsi jusqu'au bout, et l'on revient à trois ou quatre reprises sur le ou les rétrécissements, les reprenant en avant et en arrière, et *jouant du violon* à leur niveau, comme on dit vulgairement. » (Page 247, 2e édition).

On uréthrotomisa une quantité prodigieuse de malades. On parla de succès étonnants, mais nous croyons que plus d'un oublia de publier les insuccès.

De sorte qu'au bout d'un certain nombre d'années, il était extrêmement difficile d'établir une statistique sérieuse et on se trouvait en face des opinions les plus diverses exprimées par les auteurs. « Comme quelques statistiques privées, dit Tillaux (*De l'uréthrotomie interne*, thèse d'agrégation, 1863, page 135), ne représentent que des succès et jamais de revers, je ne puis m'empêcher de croire que *les morts ont été quelquefois oubliés.* »

Il est bon cependant que les chirurgiens sachent ce qu'ils doivent penser des résultats de l'uréthrotomie interne et qu'ils en connaissent exactement les résultats.

Est-elle une opération *inoffensive* ? Nous n'hésitons pas à répondre par la négative.

Est-elle une opération *dangereuse* ? Oui, très dangereuse.

Les accidents les plus graves ont été observés après l'uréthrotomie interne. On a eu à constater les complications les plus déplorables. Nous ne citerons pour preuve que les lignes suivantes extraites du *Traité des maladies des voies urinaires* de Voillemier, 1868.

A la page 287, t. I, cas de *mort* sur un malade à qui M. Heurteloup avait pratiqué l'uréthrotomie interne. Il y eut hémorrhagie pendant quarante-huit heures. Le 3e jour, frisson et fièvre. La verge, le scrotum et l'hypogastre s'infiltrèrent. Le malade mourut.

« L'uréthrotomie, dit Voillemier, est toujours suivie d'un écoulement de sang dont la quantité varie avec les prédispositions du malade et surtout avec les dimensions de la plaie..... à plus forte raison doit-on craindre cet accident quand on fait une plaie dans l'urèthre, ne fût-ce qu'une scarification.

« Un jour en débridant une bride fibreuse à 5 centimètres du méat avec le petit uréthrotome de Ricord, dont la lame ne fait qu'une saillie de deux millimètres, il y eut une hémorrhagie assez abondante qui se prolongea pendant neuf heures. »

« Alors même, dit Voillemier, page 289, que l'opération a été pratiquée avec la plus grande prudence, on n'est pas toujours à l'abri de cet accident. M. Ricord a vu une hémorrhagie terrible à la suite de la section qu'il avait faite d'un rétrécissement situé près du bulbe. L'écoulement dura toute la nuit ; on a eu la plus grande difficulté à l'arrêter et le malade ne s'est rétabli que lentement et à grand'peine (*Bull. de la Soc. de chir.*, 1855, t. V, page 409). Les cas de ce genre sont loin d'être rares. »

« Je ne puis donner une meilleure idée de la fréquence et de l'abondance des hémorrhagies qui peuvent compliquer les grandes incisions de l'urèthre qu'en présentant un court résumé de vingt-quatre observations de Reybard (*Traité prat. des rétréc. de l'urè-*

thre, 1853); il en a rapporté trente-six, mais vingt-quatre seulement lui appartiennent. » (Voillemier.)

2ᵉ *obs.* Écoulement d'un verre de sang. — 3ᵉ *obs.* Infiltration sanguine du tissu cellulaire de tout le pénis qui devint volumineux et violet. — 4ᵉ *obs.* Deux verres de sang. — 6ᵉ *obs.* Hémorrhagie assez abondante pendant la nuit pour traverser les matelas. — 7ᵉ *obs.* Deux verres de sang. — 8ᵉ *obs.* Un verre et demi de sang. — 9ᵉ *obs.* Demi-verre de sang. — 10ᵉ *obs.* Un verre de sang, infiltration sanguine de la verge. — 11ᵉ *obs.* Écoulement de sang assez abondant. — 15ᵉ *obs.* Hémorrhagie pendant toute la nuit, infiltration de sang dans la verge. Retour de l'hémorrhagie le surlendemain. — 20ᵉ *obs.* Hémorrhagie pendant vingt jours. — 21ᵉ *obs.* Hémorrhagie abondante qui remplit la vessie. — 22ᵉ *obs.* Hémorrhagie abondante après l'opération et retour de l'écoulement sanguin pendant cinq jours. — 24ᵉ *obs.* Hémorrhagie, infiltration de la verge et du scrotum. — 27ᵉ *obs.* Hémorrhagie considérable, retour de l'hémorrhagie deux heures après. — 28ᵉ *obs.* Hémorrhagie abondante. — 29ᵉ *obs.* Le sang coule en grande abondance. — 30ᵉ *obs.* Quantité abondante de sang.

Page 291, Voillemier cite encore le cas d'un ouvrier opéré par Reybard qui n'échappa à la mort que par miracle ; il eut une hémorrhagie qui dura 17 jours.

Accidents survenus avec l'uréthrotome moderne. — Reybard pratiquait de grandes incisions, et on pourrait croire que les hémorrhagies ne se montrent que dans les cas où l'incision est longue et profonde.

Nous allons voir le contraire et nous allons nous occuper des *accidents qui suivent l'uréthrotomie pratiquée avec l'uréthrotome de Maisonneuve, l'uréthrotome moderne*, presque le seul adopté aujourd'hui.

Notre opinion exprimée autrefois. — Qu'on nous permette de citer ce que nous disions nous-même dans une note publiée le 15 mars 1884 dans la *Gazette des hôpitaux.*

« L'opération de l'uréthrotomie est devenue une opération si vulgaire que nos journaux médicaux n'en contiennent plus aucune observation. Ce silence est fâcheux et cause des malheurs dont ne se doutent pas les habiles praticiens qui opèrent dans les grands centres.

« Je pratique la chirurgie dans un pays où les rétrécissements de l'urèthre sont excessivement fréquents. Aujourd'hui j'en ai une pratique assez considérable, puisque j'ai fait *plus de trois cents opérations de rétrécissements de l'urèthre soit par l'électrolyse, soit par l'uréthrotomie interne.* J'ai vu les cas les plus variés et j'ai constaté les accidents les plus graves.

« J'ai vu, entre autres, un malade opéré par un chirurgien qui a poussé la lame de l'uréthrotome de Maisonneuve d'une manière si malheureuse qu'elle est sortie par l'anus.

« Plusieurs malades à ma connaissance sont morts d'hémorrhagie. Il est inutile de parler de cas plus lamentables, ceux-là suffisent pour montrer qu'il est bon de rappeler de temps en temps quelles règles doivent présider à l'exécution de cette opération.

« M. Q..., quarante-trois ans, me consulte à Bahia, le 14 septembre 1883, pour un rétrécissement datant de seize ans. Cet homme est désespéré, car, depuis trois mois, il n'urine que goutte à goutte. Les médecins qu'il a vus ne peuvent faire pénétrer aucune sonde dans sa vessie.

« J'explore le canal de l'urèthre avec la plus petite des *bougies à boule exploratrice* et je constate la présence de *quatre* rétrécissements échelonnés le long de la portion spongieuse du canal. Mais la bougie est arrêtée au niveau de la région bulbeuse par un *cinquième* rétrécissement qu'elle ne peut franchir, etc., etc. »

Nous ne continuons pas l'observation qui n'a ici aucun intérêt. Il n'y eut pas d'accident et le malade guérit parfaitement.

Notre excellent confrère le Dr Reliquet (*loc. cit.*, p. 291) dit bien que « l'hémorrhagie immédiate n'existe plus avec l'instrument de Maisonneuve » et il ajoute : « Nous n'avons pas vu une seule fois un écoulement de sang suffisant pour attirer l'attention. » On voit que pour le Dr Reliquet qui a eu une bonne série l'uréthrotomie serait une opération à peu près inoffensive.

A l'époque où nous avons publié la note précédente, nous ne connaissions pas la thèse soutenue devant la Faculté de médecine de Bordeaux par M. le Dr Grégory, prosecteur de la faculté, en 1879.

On peut voir par les chiffres de M. Grégory que si l'uréthrotomie

interne pratiquée avec l'uréthrotome de Maisonneuve n'expose pas
aux accidents terribles qui suivaient les grandes incisions de
Reybard, elle est néanmoins suivie d'*accidents assez graves* pour
qu'on en soit parfois effrayé.

M. Grégory, qui a réuni dans sa thèse 872 cas de cette opération
pratiquée par divers chirurgiens, a trouvé 38 morts ; et sur 43 cas re-
cueillis par lui-même dans les hôpitaux de Bordeaux il y eut 8 morts,
soit 18 p. 100. En additionnant tous ces cas, on en trouve donc 915
avec 46 morts, soit 5 p. 100, ce qui est un chiffre respectable.

Sur les 35 malades qui survécurent, M. Grégory note :

Hémorrhagie intra-vésicale terrible, 3 fois.

Hémorrhagie grave, 4 fois.

Infiltration urineuse et abcès, 1 fois.

Infiltration urineuse simple, 3 fois.

Orchite, 1 fois.

Accès fébriles, 33 fois.

C'est-à-dire que presque tous les opérés eurent la fièvre, puisque
sur les 8 morts on en compte 5 de fièvre urineuse, 2 d'infection
purulente et 1 d'infection urineuse (page 219).

La statistique de Dolbeau qui comprend 36 opérés n'est pas aussi
sombre, mais on y trouve néanmoins que tous les 36 ont eu un ou
plusieurs accès de fièvre après l'opération ; que chez 30 l'écoulement de sang a pu être arrêté par la sonde à demeure, mais chez
les 6 autres l'hémorrhagie a duré de deux à sept jours. Chez
4 opérés, survinrent des abcès en diverses régions du corps, chez
un autre 1 pneumonie ; enfin 1 mourut d'infection purulente con-
sécutive à l'infiltration d'urine.

On voit donc quelle est la gravité de l'uréthrotomie interne, et,
nous le répétons, ces chiffres sont encore au-dessous de la vérité.

Est-ce là ce qu'on peut appeler une *opération inoffensive ?*

Ce n'est pas une opinion personnelle que nous exprimons en
disant : « *Il faut renoncer à l'uréthrotomie interne qui est une opération inutile et dangereuse. Nous pouvons lui substituer une opération exempte de dangers et qui donne des résultats étonnants.*

« Quoi qu'on en dise (Le Fort, *Traité de médecine opératoire,*
8° édition, p. 565), *les cas de morts ne sont que trop fréquents* dans
un traitement qui comprend *des méthodes exemptes de tout danger* e

tout aussi sûres que l'uréthrotomie, et, pour ma part, les deux premières opérations que j'ai vu faire par Richard, lequel, il est vrai, suivant son expression, *jouait du violon dans l'urèthre*, ont été suivis de mort. » Les mots soulignés l'ont été par nous.

L'opinion de M. Le Fort est donc que l'uréthrotomie interne est une opération *inefficace et dangereuse*.

M. Després (*Traité de chirurgie journalière*, p. 440, Paris, 1877) condamne également cette opération.

« C'est une invention de notre siècle, dit M. Després..... Elle a été acceptée avec empressement comme toutes les thérapeutiques lucratives, mais elle a déjà vécu..... Les bons esprits sont convenus que l'uréthrotomie pouvait être à peine réservée pour les cas où le rétrécissement résistait à la dilatation. »

Dolbeau (*Société de chirurgie*, 1863) considérait l'uréthrotomie interne comme adjuvante de la dilatation qui est pour lui la méthode générale thérapeutique du rétrécissement de l'urèthre.

M. Trélat, cité par les auteurs de l'article *Uréthrotomie* (*Dict. des sc. méd.*), considère aussi l'uréthrotomie comme un adjuvant de la dilatation.

Pour Adolphe Richard (*loc. cit.*, p. 241) elle est (l'uréthrotomie) le seul moyen de guérir les rétrécissements péniens, et pour les rétrécissements durs et anciens de la courbure, elle est l'adjuvant toujours utile, souvent indispensable de la dilatation temporaire.

A. Durham (*British méd. journal*, 1878, p. 358) dit que le tissu cicatriciel pourra tout aussi bien se reformer qu'après l'emploi ordinaire des bougies dilatatrices.

Les chirurgiens de Bordeaux ne doivent pas être partisans de l'uréthrotomie interne si l'on en juge par la statistique personnelle publiée par le Dr Grégory et dont nous avons déjà parlé. 8 morts sur 43 opérés! Les observations ont toutes été recueillies à l'hôpital Saint-André de Bordeaux.

Le premier malade, homme vigoureux et bien portant, est opéré par M. Labat. Il survient une hémorrhagie terrible, la fièvre urineuse apparaît et une pneumonie emporte le malade. — Le deuxième

malade eut un violent accès de fièvre urineuse et mourut trente-
six heures après (opéré de M. Labat). — Le troisième, opéré par
M. Denucé, mourut d'infection purulente le neuvième jour. — Le
quatrième, opéré par M. Labat, était un officier de marine pressé
d'aller rejoindre son navire ; il succomba le cinquième jour à l'infiltration urineuse. — Le cinquième mourut d'infection purulente et
les trois autres de fièvre urineuse.

D'après ce qui précède on comprend que le Dr Grégory en arrive
à cette conclusion.

*L'uréthrotomie interne, considérée actuellement comme une opé-
ration bénigne et efficace, est au contraire dangereuse au point de vue
de la vie du patient et inutile au point de vue du bénéfice apporté.*

M. Tillaux (*Thèse d'agrégation*, 1863, page 136) fait un relevé des
opérations pratiquées à la Pitié de 1857 à 1861. Sur les 47 opérations
qui furent pratiquées, il y eut 13 morts, soit plus de 25 p. 100 !

« *L'uréthrotomie interne*, dit M. Tillaux, p. 141, *est une opération
grave, qui entraîne assez fréquemment la mort pour qu'on ne doive la
pratiquer que le plus rarement possible.* »

M. Tillaux, après avoir contrôlé, analysé les travaux des chirurgiens contemporains, Thompson, Demarquay, Sédillot, Gos-
selin, etc., arrive à la conclusion suivante au point de vue des
bénéfices que procure l'opération.

« L'immense majorité des malades dont les observations ont été
publiées ne sauraient être considérés comme guéris définitive-
ment ; l'uréthrotomie interne produit une amélioration plus rapide,
il est vrai, mais ne guérit pas plus radicalement que la dilatation
employée seule ; par conséquent, *la récidive est la règle* » ; page 152
et 153 M. Tillaux ajoute : *l'uréthrotomie interne n'a jamais guéri
un rétrécissement de l'urèthre.*

Enfin M. Tillaux conclut, page 154 : « *L'uréthrotomie interne doit
être absolument rejetée de la thérapeutique chirurgicale comme méthode générale de traitement.* »

Selon les auteurs de l'article *Uréthrotomie* du *Dict. des sc. méd.*,
partisans de l'uréthrotomie interne, Voillemier évaluait la mortalité
après cette opération à un peu plus de 3 p. 100. La statistique de
M. Guyon, le partisan le plus effréné de l'uréthrotomie interne,
fournit une mortalité à peine plus faible (*Dict. des sc. méd.*,
p. 354).

Quoique ces derniers chiffres soient inférieurs à ceux de la statistique générale, nous les trouvons suffisants pour dire que l'uréthrotomie est une opération dangereuse.

Autre cas de mort après l'uréthrotomie. — Nous ajouterons à ce qui précède, et en toute sincérité, un cas de mort que nous avons eu à déplorer tout récemment dans notre clientèle, à Santiago du Chili. C'est le seul accident que nous ayons constaté sur 55 uréthrotomies. A Santiago même, nous en avions pratiqué 15 dans les mois précédents.

Un jeune homme de dix-huit ans, affecté d'un rétrécissement blennorrhagique, nous consulte en août 1886. La dilatation ne peut être supportée à cause de la sensibilité excessive du rétrécissement. Chaque introduction de sonde lui donne du frisson et de la fièvre.

Le 13 octobre 1886, nous lui pratiquons l'uréthrotomie interne à neuf heures du matin. Pas d'hémorrhagie immédiate.

Dans la journée, le sang s'écoule par la sonde et par le méat. Des caillots obstruent la sonde et l'écoulement sanguin persiste le long des parois du canal. Il s'est écoulé environ un litre de sang le premier jour.

Le deuxième jour l'hémorrhagie continue, le malade perd encore au moins un litre de sang.

Le 15, la verge se tuméfie et un épanchement urineux se forme au niveau de la racine gauche du corps caverneux.

Le soir frisson, température 40°, l'accès dure quatre heures.

Le 16, pas d'hémorrhagie, retour de l'accès fébrile. On appelle *neuf médecins indigènes !*

Les 17 et 18, la fièvre est continue et la température se maintient entre 38° et 40°.

Le 28, le malade succombe à l'intoxication urineuse.

Un médecin du pays, homme fort instruit, le docteur Concha, était dans le vrai en disant qu'il s'agissait d'une *intoxication urineuse*, mais il avait contre lui tous ses médiocres collègues dont l'opinion prévalut aux yeux de la famille. Ces derniers prétendaient qu'il y avait phlegmon périnéal, et que la fièvre était symptomatique de ce phlegmon. Ils résolurent de l'ouvrir, nous n'assistâmes pas à l'opération.

Voilà un cas mortel à ajouter aux nombreux cas déjà connus.

Nous ferons remarquer que nous avons pratiqué quinze uréthrotomies avec la même lame dans le courant de la même année.

Il sera question ailleurs de ce cas intéressant; mais nous ne pouvons vraiment, pour la dignité professionnelle, ne pas ajouter deux mots pour montrer jusqu'où peut aller la jalousie, le charlatanisme et l'exploitation des familles dans certaines villes de l'Amérique du Sud. Les médecins médiocres dont nous avons parlé firent l'autopsie en cachette, sans avertir M. le docteur Concha ni nous-même, puis ils déclarèrent qu'ils avaient bien trouvé une incision de 3 centimètres faite par l'uréthrotome, mais qu'il n'y avait pas de rétrécissement. Ils conseillèrent aux parents d'attaquer l'opérateur et de le poursuivre pour homicide, promettant tous les certificats nécessaires. La famille suivit le conseil, le chirurgien dut prendre un avocat pour se défendre, et il partit au moment où on allait lancer contre lui un *mandat d'amener*. Charmants collègues, ces médecins chiliens !

Le piquant de cette histoire est que l'un des médecins qui avaient pratiqué l'autopsie avait été consulté auparavant par le jeune malade et qu'il l'avait traité par la dilatation.

La Société de médecine pratique de Paris, qui fut appelée à donner son avis, reçut l'observation, et elle déclara que la mort n'était nullement imputable à l'opérateur.

Ce fait paraît inouï. Mais que pouvait-on attendre des professeurs de la Faculté de Santiago qui s'étaient refusés à examiner un chirurgien français à la Faculté et qui y furent contraints par une personne influente qui voulut bien admonester vertement et rappeler à son devoir le doyen de la Faculté de médecine.

Après toutes ces citations, n'est-il pas évident que l'uréthrotomie est une opération grave?

Certes, nous n'entendons pas diminuer le mérite de quelques confrères qui ont de longues séries heureuses, mais ces confrères ont-ils le monopole de la chirurgie ? Non, assurément.

L'uréthrotomie, en raison de la facilité de son exécution, est pratiquée dans le monde entier par un nombre considérable de chirurgiens.

Il faut arrêter ce courant opératoire qui a coûté la vie à tant de malades !

Accidents produits par l'instrument. — Ce ne sont pas seulement les accidents de l'opération qui sont à redouter, ce sont aussi les accidents produits par l'instrument lui-même.

A. Icard (*Des rétréc. de l'urèthre*, thèse 1858, p. 30) assure qu'il a vu l'instrument (l'uréthrotome de Maisonneuve) *se briser* par suite des efforts employés pour l'engager dans un rétrécissement.

« Il est arrivé à un chirurgien des hôpitaux de Paris de pousser le tube cannelé avec assez de force pour déchirer l'urèthre ; et il l'enfonça si profondément, qu'il croyait être parvenu jusque dans la vessie. Alors il acheva l'opération, mais la lame *ne fit qu'agrandir la fausse route* produite par la canule. Il y eut une hémorrhagie abondante ; une quantité considérable de sang s'épancha dans l'épaisseur des tissus ; les jours suivants, des accidents généraux graves se développèrent et *le malade succomba* ». (Voillemier, t. I, page 267.)

Voillemier (*loc. cit.*, p. 269) parle d'un malade uréthrotomisé à l'hôpital Beaujon, qui *succomba à la suite de manœuvres opératoires.*

Un autre malade *mourut d'une hémorrhagie* abondante venant de la lésion d'une grosse artère du col de la vessie (Dolbeau, *Clinique*, p. 327).

Dolbeau cite encore le cas d'un malade chez lequel l'uréthrotome n'a pu être conduit jusqu'à la vessie. On fut obligé de faire une incision au périnée pour remédier aux accidents et pour chercher en même temps le canal de l'urèthre.

Le même auteur parle d'une opération malheureuse dans laquelle la lame de l'uréthrotome qu'on croyait dans la vessie est venue se montrer au périnée en avant de l'anus.

Félix Bron, de Lyon (*Lyon médical*, 13 octobre 1872), publie une observation dans laquelle il est dit que la bougie conductrice de l'uréthrotome de Maisonneuve s'était repliée dans le canal de l'urèthre et que cette bougie a été divisée par la lame de l'uré-throtome.

Enfin il est arrivé à Sédillot de laisser tomber la sonde conductrice dans la vessie. (*Médecine opératoire*, 4e édit., t. II, p. 649.)

Conclusion. — En résumé, l'uréthrotomie est une opération *dangereuse*, *douloureuse* et *inutile*, qui *effraye* le malade parce que celui-ci redoute toute opération par instrument tranchant suivie d'écoulement sanguin.

Elle nécessite le *séjour au lit* pendant au moins deux jours.

Quelquefois elle doit être précédée d'une dilatation préalable ou d'anesthésie par le chloroforme (Reliquet, p. 280).

Il est urgent de placer une *sonde à demeure*, pendant au moins vingt-quatre heures.

Le malade, pour combattre une *récidive*, qu'il n'évite presque jamais, devra s'astreindre à se sonder sans cesse.

La *récidive* est presque *fatale*, étant donnée la loi de formation des cicatrices.

Voilà pour les cas les plus simples.

Ajoutons les *accidents* si variés et si graves, même la *mort*, 5 fois sur 100 au moins, et nous aurons un tableau assez lugubre de l'uréthrotomie interne et de ses accidents pour qu'on doive accepter de remplacer cette opération grave par une opération tout à fait inoffensive.

II. — Méthode de la dilatation.

Cette méthode est très employée. On a dilaté les rétrécissements de toutes les manières : brusquement ou insensiblement, rapidement ou lentement, d'une manière continue ou intermittente.

Dans tous les cas, c'est un tissu rétractile qu'on cherche à distendre. La récidive est aussi fatale qu'après l'uréthrotomie interne.

Le traitement est long, ennuyeux, fatiguant, et chez certains malades il est dangereux.

Après la lecture de ce que nous dirons par la suite, le lecteur comprendra pourquoi nous rejetons la *dilatation* aussi bien que l'uréthrotomie.

Ce qui précède s'applique également à cette dilatation brutale avec déchirure qu'on appelle *divulsion*.

Reybard affirme, avec raison, que la dilatation n'a jamais guéri un rétrécissement.

III. — Méthode de l'électrolyse.

Avantages de l'électrolyse. — Nous donnons la préférence à l'électrolyse dans le traitement des rétrécissements de l'urèthre parce qu'elle offre des avantages indiscutables. La guérison des rétrécissements par l'électrolyse offre les avantages suivants sur l'uréthrotomie interne et sur la dilatation :

Elle n'est pas douloureuse.

Elle est rapide.

Elle ne s'accompagne pas d'écoulement de sang.

Elle ne nécessite pas le séjour au lit.

Elle ne réclame pas une sonde à demeure.

Il n'y a jamais d'accidents consécutifs.

La récidive est rare.

Mais n'anticipons pas. Nous démontrerons plus loin les avantages que nous venons de signaler. Il est nécessaire auparavant, et afin de nous faire bien comprendre, de dire deux mots de l'*électrolyse* en général.

Qu'entend-on par électrolyse? — *L'électrolyse*, en électro-chimie, *est l'action de décomposer les substances à l'aide du courant électrique.*

Faraday, qui l'a découverte et en a donné les lois, a démontré que les corps soumis au passage du courant *se décomposent* en leurs divers éléments, *les uns se rendant au pôle positif et les autres au pôle négatif.*

Pour l'eau en particulier, formée de deux corps simples, ses éléments constituants se rendent : *l'hydrogène au pôle négatif* et *l'oxygène au pôle positif.*

Pour les sels et les dissolutions salines, comme les liquides des épanchements par exemple, la décomposition s'effectue à la fois dans l'eau et dans les sels, *l'hydrogène et les éléments métalliques basiques se rendant au pôle négatif, l'oxygène et les éléments métalloïdiques ou acides se rendant au pôle positif.*

Les matières animales, un morceau de chair, le tissu des tumeurs, sont également décomposés par l'électrolyse ; *les acides organiques*

se réunissent au pôle positif et les bases existant dans les tissus, com-
binées avec les acides à l'état de sels, au pôle négatif.

Si, par l'électrolyse, on décompose l'eau et les matières animales, il était naturel que l'idée de décomposer les liquides des épanchements et les tissus morbides vînt à l'esprit des médecins.

Premières applications de l'électrolyse. — La décomposition des liquides des épanchements au moyen de l'électrolyse, ou mieux, le traitement des épanchements par l'électrolyse, ou électro-puncture, remonte à 1825.

Elle a été pratiquée alors par Bailly et Mayranx et par Fabré-Palaprat.

Bailly et Mayranx ; ascite guérie par résorption du liquide. *Arch. gén. de méd.* 1825, t. IX, p. 66. Fabré-Palaprat ; note à la traduction du *Traité du galvanisme appliqué à la médecine*, de La Beaume, Paris, 1828, p. 164. (Hydrosarcocèle). Becquerel met en doute ce résultat.

L'électrolyse, pratiquée au moyen d'un courant continu passant par deux aiguilles enfoncées dans les tissus, a d'abord été employée dans le but d'agir sur la nutrition des tissus par l'intermédiaire du système nerveux, ou de produire des eschares.

C'est ainsi que l'ont employée, après Bailly, Mayranx et Fabré-Palaprat, Kœnig dans l'ascite (1829), Pecchioli dans l'hydrocèle (1841), Récamier et Tissier dans la pleurésie (1843), Schuster dans l'ascite, l'hydrocèle, l'hydrothorax, l'hydarthrose, divers kystes, etc. (1843), Blandin et Roux dans l'hydrocèle, 1843, etc. (Voir la bibliographie).

Dans les tumeurs solides, Fabré-Palaprat avait traité, dès 1828, une tumeur stéatomateuse du cou et un hydrosarcocèle ; Schuster, en 1843, diverses tumeurs kystiques ou non ; Crusell, de Saint-Pétersbourg, de 1843 à 1848, un fongus hématode. Mais, d'après Tripier, « *c'est à Ciniselli que revient le mérite d'avoir fait de la galvano-caustique chimique une méthode bien définie, d'en avoir saisi le mécanisme et la portée et d'en avoir réglé les procédés de manière à ne laisser aucune hésitation sur la nature et l'étendue des services qu'elle peut rendre.* »

BULLETIN BIBLIOGRAPHIQUE.

1º *Électrolyse en général.*

Outre Bailly, Mayranx, Fabré-Palaprat, Schuster, Schneider (H.-G.). *Erfahrunger über die Einwirkung der Acupunctur-Voltaïsmus..... auf den lebendigen menschlichen körper* (Mag. für die Ges. Heilkunde, Berlin, 1831, t. XXXV, p. 462. — Celley (N.-M.). *Die electrolytische Heilanstalt in Moscau* (Med. Zeit. Rasslands, 1847, t. IV, p. 204). — Du Bois Reymond (E.). *Ueber der secundären Widerstand, ein durch der Strem bewirkter Widerstands phæ- nomen an feuchten porösen Korpern* (Monats. d. k. preus. Akad. d. Wissens. zu Berlin, 1860, in Unters z. Naturl. d. Menschen u. d. Thiere, Giessen, 1862, t. VIII, p. 354). — Ciniselli (L.). *De l'action chimique de l'électricité sur les tissus vivants et de ses applications à la thérapeutique ; 2º Appareil électro- moteur à force constante, propre à l'usage médical et aux opérations chimiques* (Bull. de la soc. de chir. de Paris, 1862, 2º série, t. III, p. 445). — En italien, Cremone, 1862, *Degli effetti che si possono ottenere dall' applicazione metodica di due sole lamine electro-motrici, indipendemente dalle cauterizzazioni electro- chimiche* (Ann. univers. de méd., 1867, t. CCII, p. 300). — *Sulle Correnti gal- vaniche continue* (Gaz. med. ital. lomb. 1872, t. XXXII, p. 293). — *Sulla elettrolisi considerata negli esseri organizzati e nelle applicazioni terapeutiche delle correnti galvaniche* (Galvagni, Bologna, 1874, t. II, p. 157, 213). — Scoutetten (H.). *De la méthode électrolytique dans ses applications aux opéra- tions chirurgicales* (Bull. Acad. de méd., Paris, 1864-65, t. XXX, p. 969). — *De la méthode dite électrolytique* (France médicale, 1865, p. 469). — Billroth. *Therapeutische Vesuche mit der electrolytischen Wirkung der constanten Stromer* (Deusche Klinik, 1866, p. 412). — *Zur Elektrolyse* (Wiener med. Wochensch., 1875, p. 225, 245). — Althaus (J.). *On the electrolytie treatment of tumours and other surgical diseases*, London, 1867. — Bertin (R.-J.). *Nouvelles recherches électrolytiques*, Paris, 1867. — Bourgoin (E.). *Nouvelles recherches électrolytiques*, Paris, 1868. — Tripier. *Elektrolyse and Resolution* (Allg. Wiener med. Zeitung, 1869, p. 18, 35). — Dittel. *Beiträge zur elecktrolytis- chen Behandlung* (Oesterr. Zeitschr. fur prakt. Heilk. Wien., 1869, t. XV, p. 285, 305). — Davis (T.-D.). *Electrolysis* (Philad. med. Times, 1871, t. II, p. 6). — Groh (F.). *Die Elecktrolyse in der chirurgie*, Wien, 1871. — Seeger (L.). *Der galvanische Strem als Resorptions mittel* (Wiener med. Presse, 1871, p. 556, 558, 636). — Rockwell et Beard. *Clinical researches in electro-Surgery* (New-York med. Record, 1872, t. VII, p. 292, 434, 1873, t. VIII, p. 389). — Caldwell (J.-J.). *Electrotherapeutics electrolysis and electro-chemical action on cell-tissues* (New-York Med. journ. 1872, t. XV, p. 530). — Zancepules (C.-F.). *Ueber die elektrolytischen und katalytischen Heilwirkungen der galvanischen Stroms-Diss. inaug.*, Leipzig, 1872. — Chvostek (F.). *Ueber die aufsaugenden Wirkungen der electrischen Strems* (Allg. Wiener med. Zeitung, 1874, t. XIX, p. 94, 108). — *Beiträge zur den Katalytischen Wirkun- yen der Electricitat* (OEster. Zeitsch. fr. prakt. Heilkunde, 1869, t. XV, p. 489 et suiv.). — Chrostek et Levandowsky, *Feldarzt*, Wien, 1875, p. 34 et suiv.). — Hutchinson (W.-F.). *Illustrative cases in electro-surgery* (Boston med. and surg. journ., 1874, t. XCI, p. 605). *Quantity and tension galva- nic currents, with reference in their differung surgical action* (ibid., 1876, t. XCIV, p. 735). — Ravacley (L.-L.). *De l'électrolyse en galvano-caustie chimique, et de son application au traitement des trajets fistuleux.* Th. de doct. Paris, 1876. — Duret (H.). *De l'électrolyse chirurgicale* (Progrès med., 1876, p. 26). — Frommhold. *Ueber Elektrolyse* (Wiener Med. Presse, 1873,

p. 175). — *Ueber Elektrokatalyse und deven Bezichung zur Elektrolyse,* (*ibid.*, p. 304). — Wilheim. *Die Elektrolyse und ihre Lebredner* (Allr. Wiener Med. Zeitung, 1877, p. 30 et suiv.). — Onimus. *Quelques faits cliniques relatifs aux acupunctures électrolytiques* (*France méd.*, 1877, p. 769). — Petit (L.-H.). *Art. Galvanopuncture* du *Dict. encyclop. des sciences méd.*, 1880. — Kohlrausch (F.). *Einfache Methoden und Instrumente zur Widerctands messungs imbesendere in Elektrolysen* (*Verhandl. d. phys. med. Gesellsch. in Wurzb.*, 1881, t. XV, p. 93).

2° Applications de l'électrolyse en particulier.

a. **Hydrocèle.** — Fabré-Palaprat, Pecchioli (Z.). *Bull. d. s. med. de Bologna* 1841, 2° sér., t. XII, p. 133 (Hydrocèle double, guérison). — Schuster. *Comptes rendus de l'Acad. des sciences*, 1843, t. XVI, p. 136, 511, t. XVII, p. 917). — Blandin et Roux, *Gaz. des hôp.*, 1843, p. 151 et 169. — Stewart. *New-York. Méd. Journ.*, 1843, t. I, p. 60. — Ogier (T.-L.). *Southern J. M. and Pharmac.* Charleston, 1846, t. I, p. 293. — Frost (H.-R.). Charleston, *M. J. et Rev.*, 1848, t. III, p. 410. — Burdel. *Union méd.*, 1851, t. I, p. 193. — Vivarelli. *Canslatt's Jahrebs.*, 1852, t. III, p. 293. — Rodolfi (R.). *Gaz. med. ital. lomb.*, 1857, p. 409; 1859, p. 14; 1873, p. 81; 1874; p. 249, 1878; p. 361. — Tenca-Montini (G.). *Gaz. med. ital. lomb.*, 1858, p. 71. — Turchetti (O.). *Ibid.* p. 72. — Schuster. *Bull. de thér.*, 1859, t. LVI, p. 175 et 225. — Petrequin, *Compt. rend. de l'Acad. des sciences*, 1859, t. XLVIII, p. 190. — Delstanche. *Journ. de méd. de Bruxelles*, 1859, t. XXIX, p. 20. — Gerling. *Deutsche Klinik*, 1859, p. 419. — Lehmann. *Ibid.*, p. 365. — Michel. *Gaz. méd. de Strasbourg*, 1859, p. 92 et 116. — Gambérini (P.). *Bull. d. sc. méd. di Bologna*, 1860, 4° sér., t. XIII, p. 100. Quitard. *Journ. de méd. de Toulouse*, 1860, p. 208. — Oersted. *Hospital Tidende*, 1861, t. IV, p. 57. — Brenner. *Saint-Péterb. med. Zeitschrift*, 1863, p. 313. — Flies. *Berlin. Klin. Woch.*, 1865, p. 385. — Scoutetten. *Bull. de l'Acad. de med.*, 1864-65, t. XXX, p. 983. — Friedenthal. *Wiener Med. Woch.*, 1869, p. 674. — Murray. *New-York, Med. Rec.*, 1871-72, t. VI, p. 511. — Althaus. *A treatise on medical Electricity*, 3° édit., 1873, p. 671. — Sauri. *Emulacion*, Merida, 1873-74, t. I, p. 201. — Ehrardt. *Retz's Memorabilien*, 1874, t. XIX, p. 357. — Frank (T.-F.). *Arch. of Elettrot. et Neurol.*, 1874, t. I, p. 170. — Mourlon (E.). *Rec. de mém. de med. milit.*, 1874, t. XXX, p. 52. — Friedenthal. *Prager Med. Woch.*, 1876, t. I, p. 533. — Garreau. *Journ. des ann. méd. chir.*, 1876, p. 127. — Macario. *Gaz. med. ital. Lomb.* 1877, p. 351. — Zamboni. *Giorn. veneto dell sc. med.*, 1877, 3° sér., t. XXVII, p. 377. — Bianchi. *Movimento (Napoli)*, 1879, t. I, p. 74 et 105. — Di Chiara (Fr.). *Gazz. clin. di Elettroter.*, 1883, t. I, p. 161.

b. **Kystes de l'ovaire.** — Flies. *Berlin. klin. Woch.*, 1869, p. 103. — Cutter (1870). Cas cités *in New-York med. journ.*, 1878, t. XXVIII, p. 297. — Fieber. *Wiener med. Presse*, 1871, p. 372. — Clemens. *Deutsche klinik*, 1874, p. 124 et 219. — Fieber. *American journal of obstetrics*, 1876, p. 589. — Ehrenstein. *Allg. med. Central Zeitung*, 1876. — Ultzmann. *Wiener med. Presse*, 1876, n° 42 et suiv. — Semeleder. *Trans. of the internat. Congress of Philadelphia*, 1876, p. 589. *New-York med. journ.*, mars 1877. — Hesse. *Americ. journ. of obstetrics*, 1877, p. 78. — Wilheim. *Wiener. allg. med. Zeitung*, 1877, n° 4 et suivants et *Centr. für Chir.*, 1877, p. 246. — Grenser et Messdorf. *Berlin. klin. Woch.*, 1878, p. 324.

c. **Kystes divers.** — Kyste hydatique du foie, Galozzi. *Il Morgagni*, 1877, p. 26. — Kyste de la rate, Michen, cité par Magdelain. Th. de Paris, 1868, p. 40. — Kyste de la parotide, Bonadei. *Rev. clin. di Bologna*, 1879, p. 277. — Hygroma de l'angle de la mâchoire. *Ibid*, obs. 5. — Grenouillette, Gaspa-

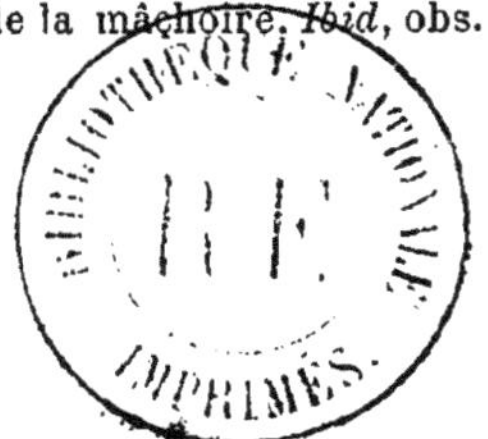

rini. *Revue internat. de l'Électr.*, 1874, t. XV, p. 8. — Kystes du cou, Amussat. *Bull. de thérap.*, 1873, t. LXXV, p. 323. — Goître kystique, Althaus. *Brit. med. journ.*, 1875, t. II, p. 606. — Kystes radio-carpiens, Scoutetten. *Bull. de l'Acad. de méd.*, 1864-65, t. XXX, p. 983. — Mucci. *Ann. univ. de méd.*, 1877, t. CCXXXIX, p. 13. — Omboni. *Ibid*, 1878, t. CCXLIV, p. 548. — Bonadei. *Riv. clin. di Bologna*, 1879, p. 275.

d. **Ascite**. — Bailly et Mayranx, Schuster, déjà cités. — Kœnig. *Hufeland's journal*, 1829, vol. XXIX, p. 115. — Rodolfi, *Gaz. med. ital. lomb.*, 1858, p. 426. — Ottoni. *Ibid*, 1866, p. 403.

e. **Pleurésie**. — Récamier et Tissier. *Gaz des hôp.*, 1843, p. 142. — Schuster. Comptes rend. Acad. des sciences, 1843, t. XVI, p. 136, 511.

f. **Hydarthrose**. — Fabré-Palaprat, Schuster.

g. **Tumeurs malignes**. — Fabré-Palaprat (1828), Schuster (1843), Crusell (1845-48). — Ciniselli. Dell azione chimica dell electro sopra i tessuti organici viventi e delle sue applicazioni alla terapeutica. Cremona, 1862. — Scoutetten. *Bull. Acad. de méd.*, 1865, p. 905. — Althaus. Treatise on medical electricity, 1867, 3ᵉ édit., 1873, p. 696. — Neftel. *Wirchow's Archiv*, 1869, t. XLVIII, p. 521, 1873, t. LVII, p. 249, 1878, t. LXX, p. 170. — Neftel. Die electrolytische Behandlung leösartiger Geschwülste. New-York, 1872. — Neftel. *New-York med. Rec.*, 1872, t. VI, p. 499, 1876, t. XI, p. 153. — Bruns. Galvano-Chirurgie. Tubingen, 1870. — Lawson Tait. *Trans. clin. soc.* London, 1871, p. 145. — Schwanda, cité par Althaus, p. 696. — Benedikt. *Wiener med. Presse*, 1871, p. 1349. — Caldwell. *New-York med. Record*, 1ᵉʳ sept. 1871. — Ehrenstein. *Wiener med. Wochens.*, 1871, n° 36 et suiv. — Groh. *Die Elektrolyse in der Chirurgie*, Wien, 1871. — Fieber. *Allg. Wiener med. Zeitung*, 1872, n° 35, 40. — Beard et Reckwell. *New-York med. Rec.* 1872, p. 292. — Callender et Holden. *Brit. med. journ.*, 1872, t. I, p. 150 et 287. — Beard. *Arch. of Electr. et Neur.*, 1874, t. I, p. 74. — Crosby. *Arch. of Electrotherapy*, 1874, t. I, p. 98. — Rockwell. *Med. Rec. N.-York*, 1874, t. IX, p. 197. — Küster. *Deutsche Zeitschrift f. prakt. medicin.*, 1874, n°ˢ 33, 34. — — Hutchinson. *Boston med. and surg. journ.*, 1874, t. XCI, p. 109. — Comegys. *New-York med. Rec.*, 1875 et *Constatt Jahr.*, 1875, t. I, p. 535. — Duncan. *Brit. med. journ.*, 1875, t. II, p. 263. — Esmarch. *Arch. f. klin. chir.*, 1878, t. XXII, p. 452. — Noeggerath. *Amer. journ. of obstetrics*, 1878, p. 136.

h. **Lipomes, stéatomes et autres tumeurs bénignes**, 1825. Fabré-Palaprat, 1843. Schuster, 1864. Scoutetten. — Althaus. *Brit. med. journ.*, 1867, t. II, p. 521. — Clarke. *Brit. med. journ.*, 1875, t. I, p. 273. — Névrome, Ciniselli. *Bull. soc. de chir.*, 1860, p. 470. — Tumeurs fibreuses de l'avant-bras, Sédillot. *Contribution à la chirurgie*, t. 1, p. 600. — Tumeur fibreuse de la mâchoire inférieure, Scoutetten. *Bull. Acad. de méd.*, t. XXX, p. 985. — *Tumeur papillo-vasculaire de l'aisselle*, Althaus. *Treatise on electricity*, p. 688. — Végétation de l'urèthre, Omboni. *Ann. univ. de med.*, 1878, t. CCXLIV, p. 548. — Tumeurs ganglionnaires, Massé. *Journ. des conn. méd. chir.*, 1850, t. XXXV, p. 97. — Boulu et Bouvier. *Bull. acad. de méd.*, 1855-56, t. XXI, p. 478. — Alf. Becquerel. *Traité de l'électricité*, p. 310. — Scoutetten, *loc. cit.*

i. **Polypes naso-pharyngiens**. — Nélaton. Dolbeau. *Bull. soc. de chir.*, 1865, p. 559. — Guyon, cité par Spillmann, in Art. Nez du Dict. encycl., p. 119. — Ciniselli, *Bull. soc. de chir.*, 1866, p. 8 et 9. — Fischer, *Wiener med. Woch.*, 1865, p. 1113. — Brum. *Berl. klin. Woch.*, 1872, p. 331 et 336 et 1873, p. 373. — Viganoni. *Ann. univ. de med.*, 1877, t. CCXXIX, p. 147. — Omboni. *Ibid*, 1878, t. CCXLIV, p. 548.

j. **Fibromes utérins**. — Alf. Becquerel, en 1838. — Traité des applic. de l'électricité à la thérapeutique, 1857, p. 811. — Gilman Kimball. *Boston med. and. surg. journ.*, 1874, t. 90, p. 105. — Cutter. *Boston med. et surg. journ.*, 1876, t. 94, p. 177. — Weber. *Ibid*, p. 209. — Semeleder. *Wiener med.*

Presse, 1876, p. 1557 et 1661. — G. Thomas. *Amer. journ. of obstetrics*, 1877, p. 117. — Chéron. *Revue med. chir. des mal. des femmes*, années diverses. — Apostoli. De la galvano-puncture chimique, vaginale, négative en gynécologie. *Union médicale* des 16 et 19 octobre 1886. — Sur un nouveau traitement de la métrite chronique et en particulier de l'endométrite par la galvanocaustique chimique intra-utérine, Mémoire 1887.

k. **Goîtres**. — La Beaume, p. 336. — Schuster, p. 559. — Massé. *Journ. des conn. méd. chir.*, 1850, t. XXXV, p. 98. — Jobert de Lamballe. *Gaz des hôp.*, 1853, p. 52. — Morell Mackenzie, Beard et Rockwell, Campbell, cités par Althaus, p. 689, 692. — Wahltuch. *Brit. med. journ.*, 1870, t. II, p. 517. — — Le Fort, cité par Boursier. Th. d'agrég. en chir., 1880, p. 177. — Gherini. *Ann. univ. de méd.*, 1876, t. II, p. 485. — Duncan. *Brit. med. journ.*, 1876, t. I, p. 716. — Bonadei. *Riv. clin. di Bologna*, 1879, p. 276.

De l'électrolyse dans les rétrécissements de l'urèthre.

Premiers essais. — L'idée d'appliquer l'électrolyse au traitement des rétrécissements de l'urèthre appartient, si nos recherches sont exactes, à Frommheld.

Frommheld. *Ueber Coagulationen des Eiweisses durch Electricitats-Strome, mit Beziehung auf die Heilung von Aneurysmen und über Auflësung von Harnrëhrem-Stricturen durch Electricitat. Œsterr-Zeitsch f. prakt. Heilk*. Vien. 1860, t. VI, p. 513.

Cette idée d'agir sur l'urèthre au moyen du galvanisme était déjà venue à Crusell, puis à Wertheimber; mais ils voulaient seulement utiliser l'action résolutive de l'électrode négative pour dissoudre les engorgements péri-uréthraux auxquels ils attribuaient un rôle considérable dans la production des rétrécissements. Les piles employées dans ces essais étaient insuffisantes pour opérer une perte de substance.

Leroy d'Etiolles a fait connaître les tentatives infructueuses de Wertheimber dans son mémoire : *sur la cautérisation d'avant en arrière; de l'électricité et du cautère électrique dans le traitement des rétrécissements de l'urèthre*, Paris, 1852.

Tripier a conseillé l'emploi de la galvano-caustique chimique dans le traitement des rétrécissements de l'urèthre en janvier 1863 (*Ann. de l'électricité*, t. I). Sa première observation a été publiée en mai 1864 (*Bull. gén. de Thér.*, t. LXVI, p. 463).

Appareil de Mallez et Tripier. — De concert avec Mallez, Tripier construisit un appareil pour détruire le tissu pathologique dans les rétrécissements de l'urèthre.

Les cathéters employés comme électrodes consistaient essentiellement en un cylindre métallique terminé par une olive également métallique. Pendant l'opération, ils agissaient donc sur toute la circonférence, ce qui était contraire au principe chirurgical généralement admis, d'après lequel *il convient de ne détruire les rétrécissements que sur un point de cette circonférence.*

Avec ces instruments, on ne pouvait se servir de conducteur, ce qui pourtant est nécessaire dans un grand nombre de rétrécissements étroits.

Insuccès. — Dans les rétrécissements cicatriciels dits infranchissables, le cathéter de Mallez et Tripier, n'agissant que sur l'extrémité antérieure du tissu inodulaire, a échoué dans deux cas rapportés dans la thèse de Durand. Paris, 1873, p. 38 et 43.

La production d'une eschare circulaire et son élimination, suites de l'application de l'électrolyse avec le cathéter de Mallez et Tripier, constituent un traumatisme assez considérable pour avoir déterminé parfois des accidents sérieux.

La thèse de Campos Bautista, Paris, 1870, basée sur quarante observations recueillies à la clinique de ces opérateurs, en renferme un certain nombre.

La douleur est en général insignifiante, ainsi que l'hémorrhagie primitive ; on a noté un écoulement sanguin un peu plus abondant dans trois cas où les explorations préliminaires avaient été laborieuses.

Pas de syncope ni d'accidents nerveux.

Mais ensuite la miction est douloureuse pendant six ou sept jours, jusqu'à la chute de l'eschare ; dans quelques cas, celle-ci s'est accompagnée d'un léger écoulement de sang.

L'inflammation éliminatrice s'accompagne d'œdème, de fièvre assez forte dans quelques cas.

Dysurie, 1 fois.

Rétention d'urine, 1 fois.

Orchite, 3 fois.

On mentionne aussi la néphrite, cystite, écoulements purulents, infiltration d'urine, abcès urineux, fistules, fausses routes, déformation de la verge, etc., une ou deux fois.

Une fois la mort à la suite de quatre accès de fièvre pernicieuse. Trois récidives (Campos Bautista).

Dubreuil, de Montpellier, et Leuriard, de Saint-Pétersbourg, se sont montrés partisans de la méthode. Mais Moreau-Wolf, Von Buren et Gouley (*Diseases of the urinary organ*. New-York, 1873), ont dû y renoncer. Le professeur Lefort, qui l'a essayée, pense qu'elle n'agit que par refoulement. Duplay a constaté des récidives à courte échéance (Kirmisson et Desnos, art. *Uréthrotomie* du *Dict. encycl.*, p. 318).

Malgré les défectuosités de l'instrument de Mallez et Tripier, ces confrères ont guéri un grand nombre de rétrécissements. Ce n'est pas la méthode qui était mauvaise, c'est l'instrument. Il n'est donc pas étonnant que des médecins aient renoncé à l'électrolyse.

Agissant sur toute la circonférence du rétrécissement, c'est-à-dire circulairement, l'instrument de Mallez et Tripier pouvait produire des rétrécissements dans un canal où il n'en existait pas.

Il est probable que c'est de là qu'est né ce raisonnement absurde que l'*électrolyse donne des rétrécissements*. L'électrolyse circulaire d'autrefois, c'est possible, mais l'électrolyse linéaire d'aujourd'hui, non.

L'électrolyse appliquée aux rétrécissements est universellement connue, excepté en France. — Des faits qui précèdent, et de la bibliographie étendue que nous publions, il résulte que l'électrolyse appliquée aux rétrécissements de l'urèthre est une *méthode opératoire connue*.

On s'explique difficilement pourquoi il n'en est fait mention ni dans le *Traité des opérations des voies urinaires* de M. Reliquet, ni dans l'ouvrage de Voillemier, ni dans les *Leçons cliniques* beaucoup plus récentes de M. Guyon (1885).

Les auteurs de l'article *Uréthrotomie* dans le *Dict. des sc. méd.* ne paraissent pas se douter de l'existence de la méthode de traitement que nous préconisons; ils ne la mentionnent pas.

Quant à MM. Jamin et Guiard qui ont écrit celui du *Dict. de méd. et de chir. pratiques*, ils consacrent une demi-page à cette méthode et ils concluent ainsi :

1° Ce procédé ne peut, on le comprend, attaquer successivement les obstacles ordinairement multiples qu'on rencontre dans un urèthre rétréci;

2° Il exige une instrumentation plus compliquée et plus difficile à manier (Duplay), que cette opération si simple que Maisonneuve laissait pratiquer par le malade lui-même, l'uréthrotomie interne;

3° Il expose non seulement à des récidives à courte échéance (Duplay), mais à l'infiltration d'urine (Reverdin, 1871), et même à la mort (Campos Bautista, 1870).

Les auteurs que nous venons de citer parlent de l'*électrolyse* comme d'une opération qui ne leur est pas familière et ils comparent l'opération de l'électrolyse à la cautérisation avec la potasse caustique et la pâte de Vienne! Lorsqu'ils ont écrit leurs conclusions, ils ne connaissaient évidemment pas les électrolyseurs linéaires qui détruisent doucement tous les obstacles aussi bien qu'un brutal uréthrotome.

L'instrumentation, loin d'être compliquée, est bien plus simple que celle de l'uréthrotomie, car il suffit de se procurer un électrolyseur et une pile.

Quant à dire que l'uréthrotomie est si simple qu'un chirurgien la laisse pratiquer au malade lui-même, il faut avoir une furieuse envie de préconiser une méthode quand même.

Les récidives à courte échéance de M. Duplay sont des cas de rétrécissements dans lesquels l'électrolyseur, mal dirigé, a passé sans opérer. Quant à l'infiltration d'urine observée une fois et au seul cas de mort que nous avons signalé plus haut, ces accidents se sont montrés au début de l'emploi de la méthode, lorsqu'on ne possédait pas encore un instrument convenable.

Avenir de l'électrolyse. — On oublie donc les terribles accidents produits par les premiers uréthrotomes!

Nous avons une bonne méthode, étudions-la, perfectionnons les procédés, mais ne la repoussons pas avant de la connaître. Nous n'hésitons pas à dire : *l'électrolyse des rétrécissements de l'urèthre sera la seule méthode employée, mais il faudra encore lutter pour la faire accepter.*

Il n'est pas douteux qu'on peut détruire le tissu du rétrécissement avec un électrolyseur. — Quoi qu'il en soit, de toutes ces opérations mal exécutées ou plutôt pratiquées avec de mauvais instruments, il n'en est pas moins vrai qu'on ne peut pas nier cette vérité, que *le tissu pathologique qui constitue les rétrécissements de l'urèthre peut être détruit par l'électrolyse.*

Voir Campos Bautista. — *De la galvano-caustique chimique comme moyen de traitement du rétrécissement de l'urèthre,* Thèse de Paris, 1870. — Mallez et Tripier. *De la guérison durable du rétré-*

cissement de l'urèthre par la galvano-caustique. Paris, 1870. — **Durand.** *De l'électrolyse et de son emploi dans les cas de rétrécissement de l'urèthre,* Thèses de Paris, 1873. — **Tripet.** *De l'électrolyse appliquée aux traitements du rétrécissement de l'urèthre,* Thèses de Paris, 1881.

Le principe étant admis et le résultat démontré, il s'agissait de trouver un bon instrument qui n'eut pas les inconvénients de celui de MM. Mallez et Tripier.

Électrolyseur linéaire. — Le Dr Jardin, chef de clinique de Mallez, fit construire un électrolyseur sur le modèle de l'uréthrotome de Maisonneuve. C'était l'uréthrotome avec la seule différence que la lame tranchante de cet instrument était remplacée par une lame de platine non tranchante.

Nous sommes suffisamment autorisé à donner notre opinion sur l'électrolyseur Jardin, ayant pratiqué avec cet instrument près de quatre cents opérations dans les différentes parties de l'Amérique du Sud.

Inconvénients de cet instrument. — Voici une note que nous avons publiée le 8 mai 1884, dans la *Gazette des hôpitaux,* sur l'électrolyseur :

« Depuis que je pratique la chirurgie au Brésil, j'ai vu et opéré un nombre considérable de rétrécissements de l'urèthre. Je pratique *l'électrolyse linéaire* selon le procédé du docteur Jardin, sur une grande échelle. Je viens, par le récit de ce petit fait, lui demander s'il ne pourrait pas apporter à son instrument une modification au moyen de laquelle on pût éviter tous les insuccès.

« La lame de platine, non tranchante, qui détruit un point du rétrécissement, me paraît trop petite et on pourrait sans inconvénient, je crois, augmenter sa hauteur de 3 millimètres. Je porte ce jugement, en songeant à l'épaisseur du canal de l'urèthre, à ses rapports en haut avec les corps caverneux. Voici ce qui prouve que la modification demandée serait utile :

« 1° Il y a des sujets dont le rétrécissement offre une certaine épaisseur de tissu pathologique jointe à un certain degré de dilatabilité du point rétréci. Qu'arrive-t-il ? C'est que l'électrolyseur, dont la lame n'est pas assez élevée, ne détruit linéairement qu'une partie de l'épaisseur du tissu pathologique. Après l'opération, on fait passer une bougie n° 18 de la filière Charrière, mais ensuite l'ancien tissu, non détruit, se rétracte de nouveau, et l'on perd tout le bénéfice de l'électrolyse négative qui produit ordinairement une cicatrice molle, non rétractile.

« J'ai vu plusieurs cas analogues. On les reconnaît par la récidive, qui ne se fait pas attendre au delà de plusieurs mois. Élevons donc la lame de platine de l'électrolyseur.

« 2° Chez certains sujets le rétrécissement est court, probablement peu épais, et pourvu d'une grande élasticité. La lame de platine de l'électrolyseur traverse le rétrécissement d'avant en arrière sans le détruire ; elle le traverse d'arrière en avant quand on la retire ; le malade urine mieux pendant quelques jours, puis la récidive survient. Si, dans ce cas, la lame était plus haute, elle déterminerait un certain degré de tension de l'anneau rétréci et la destruction chimique aurait lieu.

« *Obs.* 1. — M. J... se présente à moi, il y a un an, avec un rétrécissement court qui admettait la bougie n° 9 de la filière Charrière. Je le traite par l'électrolyseur linéaire du docteur Jardin. Amélioration pendant quelques semaines. Les symptômes augmentent et le rétrécissement devient si étroit qu'il n'admet pas la bougie n° 4. Il revient en janvier 1883. Je lui laisse la bougie n° 4 pendant la nuit du vendredi. Le samedi, il introduit la bougie n° 6. Le dimanche matin, je place dans son urèthre la bougie n° 8 pendant une heure, puis la bougie n° 9 pendant une demi-heure.

Je passe ensuite la bougie conductrice et le cathéter cannelé qui arrive heureusement à la vessie. J'applique la lame de platine de l'électrolyseur contre le point rétréci et je ferme le courant. L'opération dure quatre minutes. J'avais employé dix-huit éléments de la pile de Gaiffe et je n'osais exercer qu'une très légère pression sur le bouton d'ivoire de l'électrolyseur. Le jet d'urine est très large depuis ce jour et tout porte à croire qu'il n'y aura plus de récidive. »

La note et l'observation qui l'accompagne prouvent que l'électrolyseur n'est pas un instrument parfait.

Il a été impossible à Jardin de faire un instrument aussi mince que l'uréthrotome de Maisonneuve, quoiqu'il soit composé des mêmes pièces : 1° un cathéter cannelé métallique ; 2° une bougie conductrice vissée sur le conducteur ; 3° une lame glissant dans le conducteur cannelé. Le cathéter cannelé a dû être isolé pour éviter la diffusion du fluide électrique dans les parois de l'urèthre. C'est justement cet isolement, par une couche de gutta-percha, qui donne à l'instrument un volume trop considérable, de sorte qu'il mesure 3 à 4 millimètres de diamètre. Or, les rétrécissements, si peu serrés qu'ils soient, ont moins de 4 millimètres, d'où la nécessité d'une *dilatation préalable* qui dure quelquefois plus de huit jours. Et ce n'est pas là le moindre inconvénient de cet instrument.

De plus, il y a quelquefois des *hémorrhagies* au moment de l'introduction ou de la sortie de l'instrument, et si le malade urine peu de temps après l'opération, il est fréquent d'observer des frissons et des accès de fièvre. Pour obvier dans une certaine mesure à cet inconvénient, il faut avoir recours à une *sonde à demeure*.

Sans parler de la possibilité de laisser tomber la sonde conductrice dans la vessie, comme cela est arrivé, l'instrument présente une autre imperfection. La sonde ne pouvant être vissée sur la gutta-percha, il fallait absolument que le cathéter fût terminé par une certaine étendue de métal.

En effet, le cathéter cannelé de Jardin est terminé par une extrémité en cuivre longue de 10 à 12 millimètres sur laquelle est vissée la sonde. Ce bout métallique qui a au moins le même diamètre que le reste du cathéter, offre deux inconvénients. Il est presque constant de rencontrer quelque irrégularité à l'une ou aux deux extrémités du bout de cuivre. Nous avons remarqué aussi que le contact de ce métal provoque une contraction de l'urèthre au niveau du rétrécissement, de sorte que *cet électrolyseur ne pénètre pas là où une sonde un peu plus volumineuse passe facilement.*

Voilà pour quelles raisons il y a souvent des hémorrhagies lorsqu'on se sert de l'électrolyseur de Jardin, surtout après la *dilatation préalable* qui altère légèrement la muqueuse.

Un autre inconvénient provient de ce qu'il se fait un certain degré de diffusion du courant électrique au niveau du métal qui termine le cathéter et la sonde conductrice.

Enfin, l'électrolyseur de Jardin se détériore rapidement et la moindre détérioration rend les accidents beaucoup plus fréquents.

Voici quelques observations d'électrolyse avec l'électrolyseur de Jardin.

Obs. II. — M. M..., de Saint-Paul, Brésil, urine avec difficulté. Nous constatons la présence d'un rétrécissement à 13 centimètres du méat urinaire.

Le traitement, y compris la dilatation préalable par des bougies, dure neuf jours.

Le malade est opéré le neuvième jour avec l'électrolyseur Jardin. L'opération dure six minutes, et la bougie n° 18 a pénétré aussitôt avec facilité.

Obs. III. — M. A..., de Rio de Janeiro, âgé de trente-deux ans, nous fait appeler à la hâte le 22 mai 1882. Depuis huit jours, il n'urine que goutte à goutte et par regorgement ; mais dans les dernières vingt-quatre heures, la rétention d'urine est complète. Plusieurs médecins ont essayé de tous les médicaments recommandés dans les formulaires. On lui a même appliqué des sangsues à l'anus !

La région hypogastrique est soulevée par la vessie distendue, dont la matité remonte jusqu'à l'ombilic.

Les douleurs sont atroces et le malade réclame une opération immédiate.

Après avoir essayé plusieurs sondes, nous parvenons à faire pénétrer le n° 2 de la filière Charrière, que nous fixons et que nous laissons en place jusqu'au lendemain. L'urine s'écoule goutte à goutte, et à quatre heures du matin, elle est expulsée tout à coup par un jet de liquide.

La dilatation n'est suffisante que le 29 mai, jour de l'opération.

L'opération est faite avec l'électrolyseur Jardin ; elle dure huit minutes. La bougie n° 18 pénètre avec facilité.

Obs. IV. — M. C. de Pindamonhangaba, province de Saint-Paul, Brésil. Rétrécissement, dit infranchissable, à 15 centimètres du méat urinaire.

11 *juillet* 1882. — Les plus fines bougies ne peuvent pénétrer.

12 *juillet.* — Après un bain chaud, et une demi-heure de tentatives la bougie n° 2 (filière Charrière) pénètre.

Nous augmentons graduellement le calibre des bougies jusqu'au 18 juillet.

Opération au moyen de l'électrolyseur Jardin, durée dix minutes. Il sort quelques gouttes de sang.

Obs. V. — M. G..., de Rio de Janeiro.

Le malade est atteint depuis huit ans d'un rétrécissement situé à 14 centimètres du méat et très serré ; il urine goutte à goutte.

Le 19 août 1882, jour de son retour à Rio de Janeiro, il a été impossible de faire pénétrer la bougie n° 1. Le 21, la bougie n° 1 pénètre. Le 22, bougie n° 3. Le 23, bougie n° 6. Le 24, bougie n° 8.

Depuis le 21 jusqu'au 26, le malade a supporté la bougie à demeure, l'urèthre s'est dilaté rapidement et le 26 il a pu être opéré par l'électrolyseur de Jardin. Durée huit minutes.

Nous avons introduit une bougie n° 18. Il n'y a pas eu d'hémorrhagie.

Obs. VI. — M. B..., de Rio de Janeiro.

Difficulté d'uriner depuis dix-huit mois, examen avec la sonde à boule. Il y a trois rétrécissements, le premier à 6 centimètres du méat, le deuxième à 11 centimètres et le troisième à 14 centimètres.

La dilatation a été assez rapide; commencée le 30 septembre 1882, avec la bougie n° 3, elle a été terminée le 6 octobre.

L'opération est pratiquée le 7, avec l'électrolyseur Jardin; elle dure douze minutes. Le malade perd 4 à 5 grammes de sang. La bougie n° 21 pénètre.

Obs. VII. — M. de San José do Paraiso (Brésil).

Rétrécissement très étroit à 13 centimètres du méat, depuis sept ans.

Dilatation préalable, cinq jours.

Le 25 il fut opéré avec l'électrolyseur de Jardin. Il sortit quelques gouttes de sang.

La bougie n° 18 put être introduite; l'opération a duré dix minutes.

Voici une observation que nous publiâmes le 15 mars 1884.

Obs. VIII. — « Je n'ai jamais eu l'occasion de pratiquer l'*uréthrotomie externe* et je me convaincs chaque jour qu'avec beaucoup de patience dans le cathétérisme, on doit triompher de tous les rétrécissements. Sir Henry Thompson ne dit-il pas : *par où passe l'urine, une bougie filiforme passera*. C'est aussi mon avis. »

« Il y a six mois environ, j'eus à traiter un malade de Santa Victoria, une des dernières villes du Sud du Brésil, malade dont l'urèthre recevait quotidiennement des sondes qui n'arrivaient pas à la vessie. Pendant quinze jours, matin et soir, M. Lima, c'est son nom, résista à ma patience et à mes sondes les plus fines. Le malade souffrait horriblement et n'urinait que goutte à goutte. Je

me disposais à lui faire l'*opération de la boutonnière*. Avant d'opérer, je lus encore une fois les rétrécissements de l'urèthre dans
Thompson et je fus encore frappé par ces mots du savant spécia-
liste : *Il n'y a pas de rétrécissement infranchissable.* Je retournai le
lendemain matin chez mon malade et je m'assis près de son lit,
résolu à passer la journée auprès de lui, si c'était nécessaire, pour
pénétrer dans sa vessie. La séance dura une heure, la bougie filiforme n° 1 passa enfin. Je la laissai en place pendant vingt-quatre
heures. Le lendemain, je plaçai le n° 2, le surlendemain le n° 3 et
j'augmentai chaque jour d'un numéro jusqu'à ce que je puisse
passer l'*électrolyseur*. Le malade fut parfaitement guéri. Il était resté
pendant huit jours et huit nuits avec une bougie dans l'urèthre. »

..... Il faut, pour pratiquer l'électrolyse, acquérir une certaine
dextérité, sans laquelle on attribue à la méthode des insuccès qui
sont dus à l'inhabileté de l'opérateur. Mais il ne faut pas croire
qu'on puisse guérir tous les rétrécissements par l'électrolyse ; il
est des cas justiciables de l'électrolyse, il en est d'autres qui le sont
de l'uréthrotomie interne et de la dilatation. » (*Gaz. des hôp.*,
15 mars 1884.)

Voilà ce que nous écrivions en 1884.

Ces observations sont suffisamment développées pour montrer
l'un des principaux inconvénients de l'électrolyseur de Jardin, nous
voulons parler de la dilatation préalable du rétrécissement, ce qui
est, surtout chez certains malades, un inconvénient très sérieux,
dont il est inutile de faire prévoir toutes les conséquences.

Dans les premiers temps, nous avions souvent des hémorrhagies
et consécutivement des frissons et de la fièvre urineuse. Plus tard en
ayant soin d'appliquer dans tous les cas d'hémorrhagie une sonde
à demeure, nous avons eu beaucoup moins d'accidents, mais nous
avions toujours l'inconvénient de la sonde à demeure et nous
étions sur le qui-vive après l'opération.

Mais si les observations précédentes mettent en relief les inconvénients d'un instrument, on doit reconnaître qu'elles *démontrent
aussi la rapidité* et nous disons aussi l'*innocuité de l'électrolyse*.

Opération d'électrolyse à l'Académie de Rio de Janeiro. — Pour
appuyer ce que nous venons de dire, nous rappellerons ici une opération que nous avons pratiquée en 1883 à l'Académie même de
Rio de Janeiro, en présence des D[rs] baron de Lavradio, Souza Lima,

Affonso Pinheiro, J.-M. Texeira, Manoel José de Oliveira, Francisco de Castro, Moura Brazil et de M^mc Durocher, sage-femme émérite et membre de l'Académie. Plusieurs étudiants étaient aussi présents.

Après avoir fait une communication à l'Académie, nous fîmes coucher un malade atteint de rétrécissement; il fut opéré en quelques instants de deux rétrécissements, situés à 12 et 13 centimètres du méat. Nous pûmes introduire aussitôt la bougie n° 20.

Les personnes présentes s'étaient assurées de la présence du rétrécissement.

Peu de travaux ont été publiés. — Nous avons dit précédemment que l'*électrolyse uréthrale* est inconnue en France. Ce n'est pas *inconnue* qu'il faudrait dire, mais *dépréciée.* Si elle nous arrivait de l'étranger, elle aurait probablement reçu un meilleur accueil. Il n'y a pourtant qu'à y mettre un peu de bonne foi pour être convaincu.

Une thèse parut en 1881 : *de l'électrolyse appliquée au traitement curatif des rétrécissements uréthraux,* par M. J. Tripet.

M. Tripet rapporte dix observations. Les malades ont tous été opérés avec l'électrolyseur Jardin. *Tous ont été suivis pendant plusieurs mois et la guérison s'est maintenue.*

Après un certain temps, dit M. Tripet, le calibre de l'urèthre gagne encore sur l'agrandissement immédiat produit par l'opération, ce qui est dû, selon Tripier, à la résolution d'engorgements péri-uréthraux situés dans la sphère d'action de l'électrode négative.

M. Tripet conclut ainsi : nous n'avons jamais eu la prétention de faire le procès de l'uréthrotomie interne, mais il nous sera permis d'exprimer notre préférence pour un procédé que nous avons vu tant de fois appliquer; laissant à l'avenir le soin de démontrer si, oui ou non, cette préférence est réellement justifiée.

Nous dirons donc que l'électrolyse présente les avantages suivants :

1° Opération facile et généralement peu douloureuse;

2° Peu ou pas d'écoulement sanguin;

3° Pas, ou rarement, d'accès de fièvre;

4° Pas de sondes à demeure;

5° Possibilité d'uriner immédiatement à plein jet;

6° Et enfin, possibilité au malade de reprendre, dans presque tous les cas, ses occupations le jour même de l'opération.

Les travaux du Dr Robert Newman de New-York. — Il y a longtemps que le Dr Robert Newman, de New-York, pratique l'électrolyse. Notre confrère américain a d'abord publié des observations de *rétrécissements de l'urèthre chez la femme* guéris par l'électrolyse.

Rétrécissement uréthral chez une syphilitique, opération le 31 août 1873. Guérison. La malade a été revue dix-huit mois après ; la guérison s'était maintenue.

Autre cas de rétrécissement. Opération par l'électrolyse le 24 mai. Seize mois après l'opération la guérison ne s'était pas démentie.

Autre cas. Opération par l'électrolyse le 1er mai. Un an après, la guérison s'était maintenue.

Enfin l'auteur cite un cas de guérison analogue.

(Traduit de l'*American Journal* par le Dr Lutaud, octobre 1873, *in Arch. gén. de méd.* 1876.)

Le Médical Times Philadelphia d'octobre 1886, p. 70 et mars 1887, p. 365, publie une leçon du Dr Newman sur le *traitement du rétrécissement de l'urèthre chez l'homme par l'électrolyse.*

Enfin ce même confrère a publié deux mémoires sur le même sujet ; nous regrettons de n'avoir pas pu nous les procurer. L'un d'eux contient 100 opérations d'électrolyse sans un insuccès.

Selon notre confrère américain, l'électrolyseur ne cautérise pas, mais il produit l'absorption du tissu pathologique.

Il n'emploie jamais de force et n'a jamais eu d'hémorrhagie.

Selon lui, tous les rétrécissements sont susceptibles d'électrolyse.

Il fait souvent plusieurs séances de cinq à vingt minutes, et il emploie de 2 millampères et demi à 5 millampères.

De l'uréthro-électrolyseur.

Notre *uréthro-électrolyseur* est formé d'une seule pièce, tandis que l'uréthrotome de Maisonneuve et l'électrolyseur de Jardin sont composés de trois pièces séparées que l'on est obligé d'ajuster.

Avec notre électrolyseur nous opérons les rétrécissements les plus étroits, à moins qu'ils ne soient ce qu'on est convenu d'appeler des rétrécissements infranchissables. Nous n'avons jamais d'hémorrhagie et l'opération ne dure que de une à trois minutes dans l'immense majorité des cas.

La lame de platine, non tranchante, qui opère comme la lame de l'uréthrotome, est semblable à celle de Jardin (3).

C'est le seul point métallique de l'instrument en contact avec l'urèthre et accessible à la vue, de sorte que le courant ne peut être mis en contact avec les tissus que par ce seul point. L'instrument est formé par une mince tige métallique qui conduit le courant électrique à la lame de platine. Cette tige est isolée par une couche de gutta-percha (2) qui se continue au delà de la lame de platine sous forme de sonde capillaire (1).

Il en résulte que l'instrument est très fin et qu'il pénètre dans les rétrécissements les plus étroits. Il est impossible que la lame de platine n'arrive pas où la bougie filiforme conductrice a pénétré. Cet instrument ressemble à une très petite cravache, portant une lame métallique vers le milieu de sa longueur.

On comprend ainsi comment nous évitons, en nous servant de notre *uréthro-électrolyseur*, la *dilatation préalable*, les *hémorrhagies*, la *sonde à demeure*, etc., en un mot tous les accidents.

Il n'est pas rare que nous opérions, dans notre cabinet de consultation, un malade qui va ensuite vaquer à ses occupations.

Voici quelques observations prises au hasard :

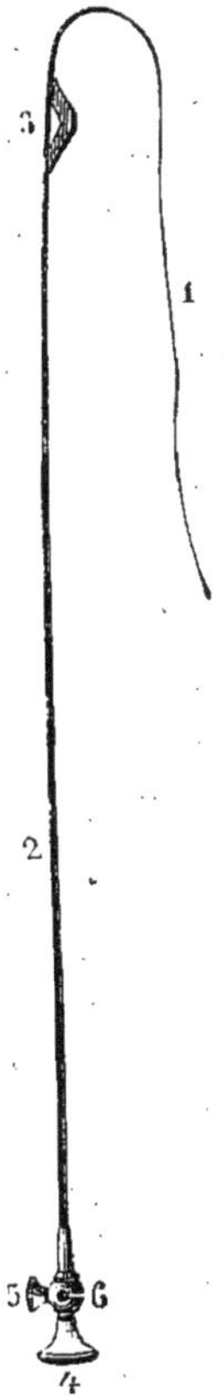

Obs. IX. — M. Fernandez de Sarandi, Uruguay.

Ce malade vient nous consulter pour un rétrécissement très serré à 11 centimètres du méat urinaire.

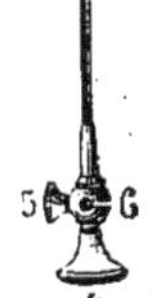
Fig. 1.

La bougie n° 4, filière Charrière, passe avec difficulté.

Nous prenons jour et le 20 décembre 1887, en présence du Dr de Martini, nous introduisons l'uréthro-électrolyseur.

Nous mettons la pile en jeu et au bout de deux minutes l'obstacle est franchi.

Il n'y a pas une goutte de sang et la lame de platine est recouverte d'une substance blanchâtre, provenant de la partie détruite.

La bougie n° 20 est aussitôt introduite et retirée. Le malade sort une heure après et se trouve comme avant sa maladie.

Nous avons eu de ses nouvelles au commencement d'avril 1888, il va parfaitement.

Obs. X. — M. Jules Mottet, de Montevideo, urine goutte à goutte, souvent il ne peut pas uriner; l'urine est normale.

La plus petite bougie à boule ne passe pas à travers le rétrécissement, mais nous parvenons à faire pénétrer une bougie filiforme que nous retirons aussitôt.

Le 18 septembre 1887, en présence du comte de Saint-Foix, ministre de France à Montevideo, et du Dʳ Sacchi, nous introduisons l'*uréthro-électrolyseur*, et nous appuyons légèrement la lame de platine contre le point rétréci. Nous faisons fonctionner la pile et au bout de trois minutes l'obstacle est franchi. Introduction d'une bougie n° 20.

Le malade, par surcroît de précaution bien inutile, reste pendant huit heures sur un lit. Il revient le lendemain tout joyeux, en affirmant qu'il n'a jamais uriné aussi largement. Il vaque à ses affaires comme lorsqu'il était en bonne santé.

Au moment de l'opération il n'y avait pas eu une goutte de sang et la lame de platine était chargée d'une matière grisâtre provenant du point détruit.

Obs. XI. — M. X..., maître tuilier à Montevideo, vient nous consulter parce qu'il urine difficilement et souvent goutte à goutte.

La plus petite sonde à boule peut seule passer à travers le point rétréci. Le rétrécissement, unique, siège à 12 centimètres du méat. Nous l'opérons séance tenante. L'opération dure deux minutes un quart, et nous pouvons introduire sans difficulté la bougie n° 23.

Le lendemain il revient et se montre très satisfait. Par précaution il garde la chambre le jour de l'opération.

Obs. XII. — M. Castrillon, de Montevideo, est atteint de rétrécissement depuis douze ans. Le point rétréci admet seulement la bougie n° 4. En la faisant pénétrer nous avons la sensation d'un corps rugueux, un calcul probablement.

L'opération, faite séance tenante, dure trois minutes. Nous plaçons une bougie n° 17.

Le lendemain, il revient, urinant largement et nous rapportant un calcul de la grosseur d'un grain de blé qui a été délogé par l'opération et qu'il a rendu en urinant. Il n'y avait pas eu une goutte de sang.

Obs. XIII. — Dans le courant du mois de mars 1885, M. Fédérico Texo nous fit appeler au Salto Oriental (Uruguay). Il était atteint depuis plusieurs années d'un rétrécissement de l'urèthre et depuis huit jours, il était retenu au lit par des frissons et des accès de fièvre. Le malade n'urinait que goutte à goutte et douloureusement ; sa verge était tuméfiée et chaude.

Nous ne pouvons faire pénétrer la plus petite sonde à boule, nous introduisons seulement une bougie filiforme.

Fort heureusement l'extrémité filiforme de notre uréthro-électrolyseur traversa le rétrécissement et permit à la lame de platine d'arriver au point malade.

Dans l'espace d'une minute le rétrécissement fut franchi et nous fîmes passer dans l'urèthre une bougie n° 22 de la filière Charrière.

Le lendemain la fièvre avait cessé et le malade urinait normalement.

La guérison s'est maintenue ainsi qu'il nous l'annonçait dans une lettre en septembre 1886.

Nous multiplierions inutilement les observations, elles ont toutes entre elles la plus grande analogie.

Démonstration expérimentale de l'électrolyse. — On peut se rendre aisément compte, expérimentalement, de la manière dont se fait l'opération. Pour cela il suffit de prendre les mêmes dispositions que s'il s'agissait de pratiquer une opération.

On prend une pile à courant continu dont les éléments ont une action chimique moyenne, pile au chlorhydrate d'ammoniaque, au sulfate de mercure, au chlorure d'argent, au sulfate de cuivre ou au chlorure de zinc.

On met la pile en action et on place sur un morceau de viande crue le pôle positif à une petite distance du pôle négatif qui est représenté par la lame de platine de notre uréthro-électrolyseur.

Au bout de quelques secondes, en approchant l'oreille de la lame de platine, on entend une crépitation due à la formation de bulles de gaz, puis on ne tarde pas à constater la formation d'une sorte d'écume blanche autour de la lame. Si on soulève la lame au bout de quelques minutes, on constate que le morceau de viande présente une perte de substance correspondant à la partie qui a été détruite. Pendant que la pile fonctionne il est à remarquer que *la lame de platine ne présente pas d'élévation de température sensible au doigt.*

On comprend ainsi que le rétrécissement de l'urèthre peut être détruit partiellement ou totalement par l'électrolyseur.

Objections faites à la méthode de l'électrolyse. — La méthode de l'électrolyse, nous l'avons dit, n'a pas reçu l'accueil qu'elle méritait.

Tout d'abord on n'a pas été émerveillé des succès des premiers opérateurs; cela se comprend. Ensuite, quelques confrères inexpérimentés ont tenté quelques opérations et ils n'ont pas réussi.

De là sont nées plusieurs objections.

On a dit : 1° que l'électrolyse donne des rétrécissements lorsqu'il n'y en a pas ; 2° que dans l'opération on agit par refoulement; 3° que les récidives sont rapides.

L'électrolyse donne des rétrécissements. — Il est certain qu'on pourrait produire un rétrécissement en cautérisant, en détruisant une portion circulaire du canal de l'urèthre. Dès que l'épithélium a été détruit circulairement et que le derme a été lésé, il est certain que cette lésion en se cicatrisant produira un rétrécissement annulaire du canal.

Faites à un chien une cautérisation un peu profonde avec un cautère cylindrique et abandonnez-le ensuite; il est certain qu'il aura plus tard un rétrécissement. C'était là l'objection qu'on a faite à l'instrument de Mallez et Tripier. Était-elle méritée ?

Mais cet argument contre l'électrolyse ne tient pas debout, parce que les seuls électrolyseurs qu'on puisse raisonnablement employer sont les électrolyseurs linéaires qui ouvrent un chemin sur un seul point de la circonférence du rétrécissement. Les *électrolyseurs linéaires* ne peuvent pas être passibles de cette objection.

L'opérateur agit par refoulement. — Refoulement de quoi? Du point rétréci ? Il faut être véritablement bien inexpérimenté pour refouler un rétrécissement. Pour le refouler, il faut employer beaucoup de force et dans cette opération on doit employer beaucoup de douceur ; il suffit d'appuyer la pulpe du doigt sur l'instrument et de la maintenir sans pression contre le point rétréci. Serait-ce un refoulement linéaire d'un point du rétrécissement ?

Les récidives sont rapides. — Des chirurgiens, aussi inexpérimentés que les *chirurgiens du refoulement,* ont parlé de récidives à courte échéance. Nous avons expliqué ces récidives page 22; dans

quelques cas on a à faire à un rétrécissement élastique, on se sert
d'une lame trop petite et souvent on presse un peu trop ; alors la
lame passe sans opérer. Le malade urine plus largement, mais au
bout de quelques jours le mal est revenu à son état primitif. Ce
n'est pas là une récidive, c'est une opération manquée par le défaut
d'habitude du chirurgien. Pour bien faire une électrolyse il faut
en avoir la pratique.

De la récidive. — Nous avons vu qu'elle est fatale après l'uréthrotomie (voy. thèse de Tillaux). Le mode de formation de la cicatrice après l'uréthrotomie doit nécessairement amener la récidive.
Nous avons le souvenir d'un certain nombre de cas de récidives après
uréthrotomie que nous avons opérés avec l'électrolyse.

Il n'existe pas de statistique comparée sur la récidive après l'uréthrotomie interne et l'électrolyse. C'est donc l'avenir qui se prononcera sur ce point.

Le pôle négatif, l'électrode négative, produit une eschare molle
qui a peu de tendance à la rétraction et nous ne sommes pas éloi-
gnés de croire que dans la majorité des cas il n'y a pas récidive.
Comme l'électrolyse est de date récente, on ne doit compter que
sur l'avenir pour vérifier ce point.

On nous permettra cependant de donner ici une opinion toute
personnelle. On ne saurait comparer la destruction produite par
l'électrolyseur à une cautérisation. Il n'y a pas d'eschare à propre-
ment parler. Pour nous c'est une *transformation* des tissus organiques en leurs éléments gazeux primitifs, une sorte de *volatilisa-
tion*, et nous fondons notre opinion sur les faits suivants :

1° *Lorsqu'on fait l'expérience sur un fragment de viande fraîche,
la perte de substance n'a nullement l'aspect d'un point cautérisé et il se
forme de petites bulles de gaz qui entourent la lame de l'électrolyseur
comme une bave blanche. D'où viennent ces gaz si ce n'est de la décomposition électrolytique ?*

2° *Pendant l'opération d'un rétrécissement, on peut voir de petites
bulles de gaz sortir du méat urinaire où elles éclatent. D'où viennent
ces bulles si ce n'est du point de décomposition ?*

3° *En même temps, la lame de platine sort presque toujours chargée
d'une sorte de détritus grisâtre, et l'opération s'est faite à froid puisque la température de la lame de platine n'est jamais élevée. Ce
n'est donc pas une cautérisation.*

Ces raisons nous font douter de la production d'une cicatrice rétractile. L'instrument se creuse un chemin qui reste ouvert et qui ne se comble pas dans les opérations bien faites.

Admettons pour un moment que la récidive soit plus fréquente que dans l'uréthrotomie; admettons même que la récidive soit constante, mais que l'opération rende le malade à la vie ordinaire pendant un an ou deux. Eh bien! *même avec ces conditions désavantageuses qui ne s'observent jamais*, nous préférerions l'électrolyse à l'uréthrotomie. Quel est le malade qui hésiterait entre une opération sanglante, ennuyeuse, dont on ne peut prévoir les complications ou les résultats, et une opération bénigne, inoffensive, qui se pratique en un instant, qui n'oblige à aucun soin consécutif et qui n'offre aucun danger?

En résumé, il est incontestable que l'inoffensive et rapide électrolyse est supérieure à la dangereuse uréthrotomie et à la fastidieuse dilatation. (Il n'est pas possible de régler en millampères l'intensité du courant. Tel rétrécissement sera opéré avec 10 millampères, tel autre en exigera 50. Comme la résistance dépend en grande partie de la dureté et de la longueur du rétrécissement, comme nous ne sommes que médiocrement renseignés par les sondes sur le degré de résistance qu'opposera le rétrécissement, on comprend que le nombre de millampères ne puisse point être encore déterminé à l'avance.)

Il appartient à l'opérateur de surveiller ensuite son malade, de ne pas le perdre de vue pour lui passer une sonde de temps en temps si cela devient nécessaire. Cette question du traitement consécutif reste à étudier.

Conclusions.

Dans le traitement chirurgical des rétrécissements de l'urèthre, l'électrolyse doit être préférée à l'uréthrotomie et à la dilatation qu'elle rend inutile.

Pratiquée même avec l'uréthrotome de Maisonneuve, le plus usité aujourd'hui, l'uréthrotomie est une opération dangereuse pouvant donner lieu à des accidents mortels.

L'électrolyse doit remplacer l'uréthrotomie.

Si elle n'a pas reçu l'accueil qu'elle méritait dans le traitement des rétrécissements, c'est que les premiers chirurgiens qui s'en sont occupés se sont servis d'instruments défectueux.

Les électrolyseurs linéaires construits sur le modèle de l'uréthro-tome de Maisonneuve sont les instruments qu'on doit préférer parce qu'il est admis en principe qu'il suffit d'ouvrir les rétrécissements sur un point de leur circonférence.

Un électrolyseur formé de trois pièces comme l'uréthrotome de Maisonneuve, paraissait devoir donner les plus beaux succès; mais il résulte d'observations rapportées dans ce travail que cet instrument n'était pas irréprochable, puisqu'il ne pouvait agir qu'après une dilatation préalable du canal.

L'uréthro-électrolyseur que nous avons l'honneur de présenter à l'Académie, fait d'une seule pièce, n'a jamais donné lieu à aucun accident.

Il opère sans dilatation préalable, ni autre traitement, sans dou-leur, et dans un laps de temps qui dépasse rarement cinq minutes.

C'est une longue bougie de 2 millimètres d'épaisseur, terminée par une extrémité filiforme. Dans sa première moitié, elle est parcourue au centre par un mince fil métallique qui conduit le courant jusqu'à une lame de platine triangulaire, non tranchante, qui émerge de l'instrument. L'ensemble de l'instrument représente une cravache en miniature portant une lame métallique vers le milieu. On peut s'en rendre compte en examinant le modèle ci-joint (voy. fig. 1, page 31).

Avec l'uréthro-électrolyseur, on peut opérer séance tenante les rétré-cissements les plus étroits, à moins qu'ils ne soient infranchissables. Il n'y a jamais d'hémorrhagie, et jamais d'accidents consécutifs.

L'opération des rétrécissements par l'uréthro-électrolyseur ne né-cessite aucun traitement immédiat et le malade peut vaquer à ses occupations.

L'avenir se prononcera sur la question de récidive, rare après l'électrolyse, presque fatale après l'uréthrotomie et la dilatation.

L'électrolyseur ne produit ni une cautérisation véritable, ni une absorption, ni une section, il décompose chimiquement les tissus en leurs éléments primitifs, et les détruit, comme on peut s'en assurer *de visu et de auditu*, expérimentalement.

Nota. — Lorsque, le 23 avril dernier, j'ai demandé à M. le pro-fesseur Richet s'il voulait présenter mon travail à l'Institut et à l'Académie de médecine, l'illustre maître m'a témoigné le désir de voir la manière d'opérer de l'électro-électrolyseur et il a demandé également à voir pratiquer une opération.

M. Richet s'est rendu compte de la destruction de la matière organique sur un morceau de viande fraîche. La lame de l'électrolyseur a produit une perte de substance, elle s'est entourée d'une écume blanchâtre sans que sa température se soit sensiblement élevée.

De plus deux malades atteints de rétrécissement de l'urèthre ont été placés, l'un au n° 1 de la salle Saint-Landry, l'autre au n° 3 de la salle Saint-Jean pour être opérés par nous-même publiquement à l'amphitéâtre sur l'invitation du professeur Richet après la leçon clinique.

Voici leurs observations :

Obs. XIV. — Dumoulin (J.-B.), mécanicien, 64 ans, demeurant rue Franklin, n° 31, est atteint d'un rétrécissement de l'urèthre.

Bonne santé, jamais de maladie sérieuse, père mort à 60 ans de maladie de vessie, mère morte à 45 ans de fluxion de poitrine. Deux sœurs perdues de vue.

La maladie a débuté insensiblement et, depuis plusieurs années, il n'urine plus que goutte à goutte. Parfois il y a un jet extrêmement fin.

Le malade perd l'urine et salit ses vêtements. Cette incontinence est presque continue.

Les envies d'uriner sont très fréquentes; il s'écoule rarement deux heures entre deux mictions.

La bougie exploratrice à boule la plus fine permet de constater la présence de deux points rétrécis à 12 et à 13 centimètres du méat urinaire. Ces rétrécissements ont un calibre inférieur à 2 millimètres. L'urine est ammoniacale.

Le malade couché au n° 3 de la salle Saint-Jean est venu d'une salle de médecine ou il avait passé trois mois pour des douleurs lombaires, ou il avait pris une certaine dose d'antipyrrhyne. L'interne du service, M. Thireloyx, a déclaré à M. Richet, au moment de l'opération, qu'il n'avait pas pu passer une sonde n° 3.

Le 1ᵉʳ mai, à dix heures et demie, j'opère le malade sur l'invitation de M. Richet dans son amphithéâtre même, en présence du professeur et de son auditoire. L'opération dure deux minutes et demie. Pour convaincre les assistants de la réussite de l'opération, j'introduis une bougie de 18 que je retire aussitôt. Le malade va à pied à son lit.

Je le vois le soir à sept heures et demie du soir, il a uriné trois fois seulement depuis le moment de l'opération. Il a pris ses repas comme d'habitude et il n'a pas éprouvé la moindre incommodité.

Le 6 mai, j'ai reçu une lettre du malade qui se déclare complètement guéri du rétrécissement et de l'incontinence.

Obs. XV. — Mulot, 66 ans, cordonnier, demeurant rue Pernety, n° 5, est atteint depuis cinq ans de rétrécissement blennorrhagique de l'urèthre. Il occupe le n° 1 de la salle Saint-Landry.

Il est pâle, il manque d'appétit et voit manifestement que la santé générale est quelque peu altérée.

Rien de particulier du côté des collatéraux et des ascendants.

Il y a cinq ans, il a commencé à éprouver de la difficulté pour uriner. Cette difficulté a augmenté insensiblement jusqu'à ce qu'il n'urine plus que goutte à goutte. Il était pris de frissons et de fièvre tous les soirs.

Premier traitement. — Il entra à l'hopital Tenon ou il fut traité par l'*uréthrotomie*. On avait essayé de la dilatation pendant quinze jours, puis on uréthrotomisa. Le malade resta un mois à l'hopital.

Le bénéfice de l'opération dura deux ans et demi environ. La maladie récidiva de la même manière : difficulté d'uriner d'abord, puis presque impossibilité, frissons et fièvre le soir.

Deuxième traitement. — A la fin de février 1886 le malade entra de nouveau à l'hopital Tenon et un nouveau chirurgien le traita par la dilatation. Le traitement dura environ trois semaines et il sortit le 8 mars 1886.

Troisième traitement. — Le bénéfice de ce deuxième traitement à duré deux ans, et le malade est entré à l'Hotel-Dieu le 26 avril 1888, urinant encore goutte à goutte et présentant des frissons et des accès fébriles tous les soirs.

Le professeur Richet veut bien me confier ce malade qui devra être opéré le 1er mai.

Il urine fréquemment, d'heure en heure; son urine à une forte odeur ammoniacale.

Le 26, à quatre heures du soir, je fais inutilement plusieurs séances de cathétérisme avec des bougies du plus fin calibre. Enfin à cinq heures et demie je fais pénétrer une bougie filiforme que je laisse en place jusqu'au lendemain matin. Il y a quatre points rétrécis, extrêmement étroits. Après ces séances de cathétérisme, faites avec la plus grande douceur et n'ayant pas produit une seule goutte de sang, le malade est pris de frissons. Il a un accès de fièvre qui dure jusqu'à onze heures.

Le 27, M. Richet constate lui-même qu'une bougie filiforme n° 1 ne passe qu'avec la plus grande difficulté. Je recommande au malade de ne point la laisser échapper en urinant.

Le 28, la bougie sort à quatre heures du matin pendant un effort de défécation. Je cherche à la remettre en place à dix heures, mais je n'y parviens pas. J'ai recommencé la séance quatre fois en laissant reposer le malade dans l'intervalle. Enfin, à onze heures et demie, je puis introduire une bougie filiforme.

Le 29, neuf heures du matin. Je retire la bougie filiforme afin de la remplacer par une plus volumineuse, mais je n'y parviens pas. Aucune bougie, même des plus fines, ne pénètre. La séance dure une demi-heure. Enfin, je réussis à en introduire une n° 1, que le malade conserve jusqu'au lendemain.

Le 30, quatre heures du soir. La bougie est tombée à onze heure. Après une demi-heure de tentatives, je passe la sonde n° 2.

Le 1ᵉʳ mai, j'opère le malade, après le précédent, sur l'invitation de M. Richet. L'opération dure six minutes et demie. Je ne passe aucune bougie.

A une heure le malade urine naturellement avec un jet assez gros. Il urine ensuite à cinq heures seulement. A sept heures et demie, nous le trouvons profondément endormi, sans fièvre; il n'a uriné que deux fois depuis l'opération.

Il m'écrit le 6 mai qu'il n'urine que toutes les cinq ou six heures; il dit qu'il sentait des douleurs à l'anus après avoir uriné, mais que depuis le 4 mai toute douleur a disparu et il urine sans effort.

On conviendra que ce cas était *déplorable*. Il s'agissait d'un homme cachectique, ayant un rétrécissement presque infranchissable et porteur de quatre strictures avec plusieurs brides qui empêchaient l'introduction des plus petites bougies; de plus il y avait la cicatrice de l'ancienne uréthrotomie. Malgré tous ces désavantages, l'opération a parfaitement réussi.

L'introduction des bougies avant l'opération a été un fait exceptionnel; il fallait bien ouvrir une voie à l'extrémité filiforme de l'uréthro-électrolyseur. En général, cette extrémité passe dans le rétrécissement et l'opération peut être faite séance tenante.

Ces malades seront suivis avec intérêt.

Dʳ JEAN FORT.

763-88. — Corbeil. — Imprimerie Crété.

www.ingramcontent.com/pod-product-compliance
Ingram Content Group UK Ltd.
Pitfield, Milton Keynes, MK11 3LW, UK
UKHW021013120726
13693UKWH00005B/1951